BEI GRIN MACHT SICH IHR WISSEN BEZAHLT

- Wir veröffentlichen Ihre Hausarbeit, Bachelor- und Masterarbeit

- Ihr eigenes eBook und Buch - weltweit in allen wichtigen Shops

- Verdienen Sie an jedem Verkauf

Jetzt bei www.GRIN.com hochladen und kostenlos publizieren

Moritz Wenninger

Psychologie des Gesundheitsverhaltens

Was bewegt Menschen dazu, sich gesund zu verhalten?

GRIN Verlag

Bibliografische Information der Deutschen Nationalbibliothek:

Die Deutsche Bibliothek verzeichnet diese Publikation in der Deutschen Nationalbibliografie; detaillierte bibliografische Daten sind im Internet über http://dnb.d-nb.de/ abrufbar.

Dieses Werk sowie alle darin enthaltenen einzelnen Beiträge und Abbildungen sind urheberrechtlich geschützt. Jede Verwertung, die nicht ausdrücklich vom Urheberrechtsschutz zugelassen ist, bedarf der vorherigen Zustimmung des Verlages. Das gilt insbesondere für Vervielfältigungen, Bearbeitungen, Übersetzungen, Mikroverfilmungen, Auswertungen durch Datenbanken und für die Einspeicherung und Verarbeitung in elektronische Systeme. Alle Rechte, auch die des auszugsweisen Nachdrucks, der fotomechanischen Wiedergabe (einschließlich Mikrokopie) sowie der Auswertung durch Datenbanken oder ähnliche Einrichtungen, vorbehalten.

Impressum:

Copyright © 2012 GRIN Verlag GmbH
Druck und Bindung: Books on Demand GmbH, Norderstedt Germany
ISBN: 978-3-656-27941-9

Dieses Buch bei GRIN:

http://www.grin.com/de/e-book/201825/psychologie-des-gesundheitsverhaltens

GRIN - Your knowledge has value

Der GRIN Verlag publiziert seit 1998 wissenschaftliche Arbeiten von Studenten, Hochschullehrern und anderen Akademikern als eBook und gedrucktes Buch. Die Verlagswebsite www.grin.com ist die ideale Plattform zur Veröffentlichung von Hausarbeiten, Abschlussarbeiten, wissenschaftlichen Aufsätzen, Dissertationen und Fachbüchern.

Besuchen Sie uns im Internet:

http://www.grin.com/

http://www.facebook.com/grincom

http://www.twitter.com/grin_com

Fachmodul: Psychologie des Gesundheitsverhaltens

Studiengang: Bachelor Gesundheitsmanagement

Semester: **Wintersemester 2011**

Aufgabe 1)

1.1 Eine eindeutige Definition der Selbstregulationsfähigkeit ist schwer aufzustellen, nicht zuletzt wegen der Vielzahl an Definitionen die im Laufe der Zeit durch den Anstieg der Forschung auf diesem Gebiet entstanden sind.

Diese Ansätze, Selbstregulationsfähigkeit zu begründen, überlappen sich selbstverständlich zum Teil. So steht im Fokus dieser Fähigkeit der Selbstregulation stets das Befriedigen von Bedürfnissen und das Erlangen von Wohlbefinden und einer inneren Ausgeglichenheit. (vgl. Weleda, o.J.)

> „Selbstregulation als jede individuelle Fähigkeit des Menschen, durch seine Eigenaktivität im Körper, in der sozialen Kommunikation, in der Kommunikation mit der physischen Umwelt und Natur sowie mit dem erlebten Gottesbild Bedingungen und Zustände zu erreichen, die zu Bedürfnisbefriedigung, Wohlbefinden, Lust, Sicherheit, Hoffnungen und Sinnerfüllung führen, und zwar derart, dass sie in Einklang mit der eigenen Person, der Natur und humanen sozialen Zielen stehen." (Grossarth-Maticek, 2003, S. 130)

Insbesondere wird eine Person dann versuchen, Wohlbefinden oder zumindest eine Annäherung an diesen Zustand zu erreichen, wenn sie sich Umwelteinflüssen wie zum Beispiel Stress ausgesetzt fühlt. Um in solchen Situationen einen klaren Kopf bewahren zu können und eine Ausgeglichenheit wieder herzustellen, ist es nötig, eine Lösung oder zumindest eine Minderung des Stressfaktors zu erzielen.

Je höher das Maß der Selbstregulationsfähigkeit dieser Person, desto eher wird sie mit solch einer Situation angemessen umgehen können und sich in der Lage sehen das eigene Selbst zu regulieren und die Persönlichkeit zu stabilisieren.

Als Beispiel ließe sich hier ein Raucher anbringen, der schon seit längerer Zeit mit dem Rauchen aufgehört hat und sich fest vorgenommen hat, nicht wieder rückfällig zu werden. Kommt dieser Raucher dann in eine Situation mit erhöhtem Stressaufkommen beispielsweise weil ihn Job und Familie belasten und um ihn herum auch noch alle anderen Personen rauchen, wird sich zeigen, ob seine Fähigkeit der Selbstregulation stark genug ausgeprägt ist, diesem Verlangen nach einer Zigarette zu widerstehen. In diesem Beispiel hat der Raucher natürlich nicht das unterschwellige Bedürfnis nach einer Zigarette befriedigt, aber ein Stück weit Wohlbefinden erlangt, indem er seinem Ziel, dem konsequenten Aufhören des Rauchens treu geblieben ist und eventuell anderweitig den Stress kompensiert hat. Personen mit einer hohen Ausprägung der Selbstregulationsfähikeit handeln also unabhängiger, eigenständiger und vor allem selbstbestimmt, das heißt sie lassen sich nicht so einfach von außen ablenken oder fremd bestimmen.

1.2 *Merkmale die die Selbstregulationsfähigkeit hinsichtlich einer vorteilhaften und einer eher weniger guten Ausprägung beurteilen:*

Vorteilhafte Ausprägung	*Weniger gute Ausprägung*
Ausgeglichenheit	Unausgeglichenheit
Selbstbewusstsein	Selbstzweifel
Selbstbestimmtheit	Beeinflussbarkeit
Kommunikationsfähigkeit	Verschlossenheit
Zielorientiertheit	Gleichgültigkeit
Organisationsfähigkeit	Planlosigkeit
Zuversicht	Ungewissheit
Aktivität	Passivität

Tabelle 1: Merkmalsausprägungen der Selbstregulationsfähigkeit

Es wurde versucht, diese Eigenschaften und Merkmale in einer Reihenfolge anzuordnen, die in etwa deren Wichtigkeit entspricht. Der wichtigste Punkt findet sich knapp unterhalb der Spaltenbezeichnungen, wobei anzumerken ist, dass hier keine Objektivität gewährleistet werden kann, denn die Auffassung der Wertigkeit dieser Eigenschaften liegt immer im Auge des Betrachters.

Alle Merkmale dienen der Regulation des eigenen Ichs und zielen auf eine innere Balance ab, denn ohne diese Balance wird das Individuum nicht zur Ruhe und zu sich selbst finden.

Eine gewisse Ausgeglichenheit bringt meist ein selbstbewusstes Denken mit sich, denn man ist sich dessen bewusst, was einem eine Balance im Alltag zwischen beispielsweise Stress und Erholung ermöglicht.

Ein hohes Maß an Selbstbewusstsein wiederum geht oft Hand in Hand mit der Fähigkeit selbst über Dinge bestimmen zu können, da man hinter seinem Entschluss zu stehen weiß, auch wenn andere nicht zwingend diesen teilen.

Wer selbstbewusst auftreten kann, wird meist eine Neigung zum Kommunizieren haben und wer kommuniziert kann sich seiner Umwelt aktiv mitteilen um Proble-

me anzugehen, anstatt sie in sich hinein zu fressen, bedingt durch Verschlossenheit im Negativ Fallbeispiel.

Ist man zuversichtlich wird man geprägt von Aktivität sein, denn Zuversicht drückt eine positive Erwartungshaltung aus. Falls man stattdessen eingenommen von Ungewissheit und Gleichgültigkeit ist, wird es nur unter erschwerten Bedingungen möglich sein, etwas am eigenen Lebensstil aktiv zu verändern.

All diese Merkmale bedingen sich natürlich gegenseitig, das eine ist abhängig vom anderen und umgekehrt, wie oben aufgeführt.

Weiterhin sind diese Ausprägungen Extrema, denn in reiner Form ist kaum eines anzutreffen. Wer ist schon gänzlich frei von Beeinflussbarkeit? Unterschwellig beeinflusst uns selbst die Werbung jeden Tag ein Stück weit.

Folglich befindet sich ein Individuum immer auf einer Art Skala zwischen diesen beiden Extremwerten, sowohl dem der vorteilhaften Ausprägung, als auch dem der eher weniger guten Ausprägung.

Je mehr vorteilhafte Ausprägungen eine Person aufweist, desto eher wird sie in der Lage sein, sich selbst zu regulieren.

Diese Art Modell wäre vergleichbar mit dem Salutogenese Modell Antonovskys; die vorteilhaften und eher weniger guten Ausprägungen als Salutogene Faktoren und Risikofaktoren, bestimmend für das Maß der Selbstregulationsfähigkeit anstatt der Gesundheit. Wobei natürlich auch Gesundheit und Selbstregulationsfähigkeit in einem gewissen Zusammenhang voneinander abhängig ist.

Zusammenfassend lässt sich festhalten, dass all diese Merkmale das eigene Selbst prägen und zusammen mit Erfahrungen die Persönlichkeitsbildung und die Stabilisierung dieser unterstützen, sofern natürlich die vorteilhaften Ausprägungen überwiegen.

1.3 Fragenkatalog zur Auswertung der Selbstwirksamkeitserwartung

Beurteilungskriterium	Stimmt nicht (1)	Stimmt kaum (2)	Stimmt eher (3)	Stimmt genau (4)
Ich erkenne stets einen Sinn hinter meinen Handlungen (+)				
Wenn sich Probleme ergeben, verdränge ich diese erst eine Weile lang (-)				
Ungewohnte Situationen sehe ich als Chance an meine Fähigkeiten zu verbessern (+)				
Akzeptiert ein anderer meine Meinung nicht, gebe ich sofort nach (-)				
Es fällt mir leicht an einem gesetzten Ziel festzuhalten (+)				
Auch wenn mich niemand unterstützt, fokussiere ich meine Ziele immer wieder (+)				
Kritik und Ratschläge lassen mich an meiner eigenen Person und meinen Fähigkeiten zweifeln (-)				
Rückschlägen stehe ich gelassen gegenüber (+)				
Ich lasse lieber andere über wichtige Dinge entscheiden (-)				
Um Dinge zu ändern, muss diese Änderung mit Bequemlichkeiten einher gehen (-)				

Tabelle 2: Fragenkatalog zur Auswertung der Selbstwirksamkeitserwartung

Der Fragenkatalog wurde so konzipiert, dass er aus fünf Fragen besteht, die eher auf eine negative Eigenschaft schließen lassen, gekennzeichnet mit einem (-) nach der aufgeführten Aussage; und fünf Fragen, die auf eine positive Eigenschaft schließen lassen, gekennzeichnet durch ein (+) nach der Aussage. Rein positiv formulierte Aussagen könnten dazu verleiten, auch stets positiv zu bewerten.

Es lässt sich ein Zahlenwert errechnen, der sich aus den gesetzten Kreuzen zusammensetzt. Ist dieser Wert in einem positiven Bereich, so ist die Selbstwirksamkeitserwartung grundsätzlich schon einmal eher bestimmt von einer mindestens durchschnittlichen Ausprägung.

Ein Fallbeispiel soll dies verdeutlichen:

Beurteilungskriterium	Stimmt nicht (1)	Stimmt kaum (2)	Stimmt eher (3)	Stimmt genau (4)
Ich erkenne stets einen Sinn hinter meinen Handlungen (+)			X	
Wenn sich Probleme ergeben, verdränge ich diese erst eine Weile lang (-)		X		
Ungewohnte Situationen sehe ich als Chance an meine Fähigkeiten zu verbessern (+)			X	
Akzeptiert ein anderer meine Meinung nicht, gebe ich sofort nach (-)	X			
Es fällt mir leicht an einem gesetzten Ziel festzuhalten (+)			X	
Auch wenn mich niemand unterstützt, fokussiere ich meine Ziele immer wieder (+)			X	
Kritik und Ratschläge lassen mich an meiner eigenen Person und meinen Fähigkeiten zweifeln (-)		X		
Rückschlägen stehe ich gelassen gegenüber (+)			X	
Ich lasse lieber andere über wichtige Dinge entscheiden (-)	X			
Um Dinge zu ändern, muss diese Änderung mit Bequemlichkeiten einher gehen (-)	X			

Abbildung 1: Eigenes Fallbeispiel

Hier lässt sich folgendes errechnen:

+3-2+3-1+3+3-2+3-1-1 = 8

Punktsumme der Aussagen	-15 bis 0	0 bis 5	5 bis 10	10 und mehr
Ausprägungsstand	niedrig	durchschnittlich	gut	sehr gut

Tabelle 3: Ausprägungsbeurteilung anhand des Summenwertes

Der ermittelte Zahlenwert von 8 entspricht somit einer guten Ausprägung der Selbstwirksamkeitserwartung.

Diese Methode der Berechnung und Einteilung wird verwendet, damit es auch einen Minusbereich gibt, der sofort erkennen lässt, dass es sich augenscheinlich um einen niedrig ausgeprägten Wert handelt.

1.4 Auswertung der Ergebnisse von fünf befragten Personen

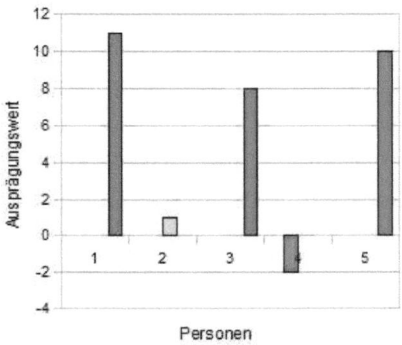

Abbildung 2: Auswertung der Ergebnisse

Erkennbar ist, dass Personen 1,3 und 5 mindestens eine gute Ausprägung aufweisen. Person 2 weist lediglich eine durchschnittlich ausgeprägte Selbstwirksamkeitserwatung auf. Person 4 hingegen ist gekennzeichnet von einer niedrig entwickelten Selbstwirksamkeitserwartung.

Zu den Personentypen ist zu bemerken, dass alle mit einer mindestens guten Ausprägung eine hohe Form der Bildung aufweisen, nämlich mindestens das Abitur. Weiterhin stehen diese drei Personen fest im Leben und sind in der Gesellschaft integriert.

Die beiden Personentypen, die keine gute Ausprägung aufweisen erlebten einige Rückschläge in ihrem Leben, beispielsweise Arbeitslosigkeit oder Drogenkonsum, was ja eine Art der Verdrängung darstellt. Diese Umstände sind selbstverständlich prägend und zehren am eigenen Selbstwertgefühl und somit auch an der Selbstwirksamkeitserwartung.

Pauschalisieren darf man aber natürlich nichts, jedoch spielt der soziale Hintergrund, die Erziehung und bereits Erlebtes eine entscheidende Rolle bei der Ausprägung der Selbstwirksamkeitserwartung.

Aufgabe 2)

2.1 *Aufgaben die es während der Intentionsphase mit den Klienten zu bearbeiten gilt*

Zu Beginn der Intentionsphase wird es eine Informationsveranstaltung für die Gruppe der fünf Personen geben. Dabei ist ein erstes Kennenlernen der Teilnehmer geplant, um gemeinsam in groben Zügen erste Beweggründe für die Verhaltensänderung zu bestimmen.

Anschließend werden Termine für Einzelgespräche vereinbart, wobei insbesondere Alter, Geschlecht, körperliche Verfassung, sozialer und beruflicher Hintergrund, Hobbys, Gewohnheiten und finanzielle Situation vom Trainer soweit wie möglich in Erfahrung gebracht werden, um das Programm genau auf diese Person einzustellen. In einem Einzeltermin ist man meist etwas offener, da dieser persönlicher ist und man nicht unbedingt vor einer Gruppe Details bekanntgeben möchte. So kann dann auch das detaillierte persönliche Motiv eines jeden Kursteilnehmers herausgearbeitet werden und anhand dessen eine Treppe zum individuellen Ziel erstellt werden mit einzelnen Stufen beziehungsweise Etappen die es zu erreichen gilt.

Selbstverständlich sollte der jeweilige Klient auch seine Fragen und Erwartungen an den Kurs preisgeben, damit eine realistische Planung dessen gewährleistet werden kann.

Weiterhin findet eine Kosten-Nutzen Abwägung statt, welche noch einmal dem jeweiligen Klienten vor Augen führen soll, warum es sich genau in seinem Fall lohnt, etwas zu ändern. Dabei spielt speziell auch die Ausprägung der Selbstwirksamkeitserwartung eine entscheidende Rolle, welche anhand eines Fragebogens wie in Aufgabe 1.3 zuvor ermittelt werden kann.

Sich ergebende Probleme und Barrieren werden ebenfalls angesprochen, da es zum Beispiel sehr wichtig ist, ein gutes Zeitmanagement zu planen, denn die Klienten haben ja alle unterschiedliche Tagesabläufe. (vgl. Studienbrief Psychologie des Gesundheitsverhaltens v5.0, 2011, S.225 ff.)

2.2 *Checkliste um die persönlichen Beweggründe der geplanten Verhaltensänderung zu hinterfragen*

- Was möchten Sie konkret verändern?
- Warum möchten Sie dieses genau jetzt verändern?
- Was hat Sie davon abgehalten dieses schon früher zu verändern?
- Gab es frühere Versuche dieses zu ändern?
- Wie verliefen diese Versuche, sofern es welche gegeben hat?
- Inwieweit spielt Ihr Partner/Familie eine Rolle?
- Welche Einschränkungen belasten Sie aktuell im Alltag und Beruf?
- Was stört Sie oder Ihren Partner/Familie an der jetzigen Situation?
- Welche Vorteile können aus einer Veränderung resultieren?
- Auf was müssten Sie gegebenenfalls verzichten?
- Wer unterstützt Sie neben dem Trainer bei Ihrem Vorhaben?

2.3 *Einordnung der Verhaltensänderung in die persönliche Zielhierarchie der Klienten*

Verhaltensänderung ist ein Akt großer Anstrengung und erfordert daher einige Ressourcen wie zum Beispiel Unterstützung, materielle Aufbringungen und natürlich Zeit. Daher ist es dringend ratsam zu planen, wie diese Veränderungen in den Lebensrhythmus des Klienten hineinpassen.

Es bietet sich an mit einer sogenannten Mind Map zu arbeiten.

Hierbei gibt der Berater Handlungsfelder vor, die die Bereiche des Klienten großflächig decken sollten. Diese Handlungsfelder bilden Hauptäste des Geflechts wie zum Beispiel Beruf, Familie, Gesundheit, Hobbys. Innerhalb dieser Hauptäste wird dann weiter differenziert und in Untergruppen unterteilt. Zuletzt wird versucht, zeitlich aufzutrennen, wie viele Prozentpunkte jeder Ast in Anspruch nimmt.

Hieraus ergeben sich dann vielseitige Anknüpfungspunkte und es wird erstmals ersichtlich wie weit die Verhaltensänderung eigentlich reicht und was alles in den jeweiligen Bereichen erreicht werden kann.

Prioritäten können verschoben aber auch spezifisch auf die einzelnen Bereiche gesetzt werden und ermöglichen somit eine exakte Verhaltensplanung. Innerhalb der Gruppe gibt es ebenfalls die Möglichkeit eines Vergleiches: wie managen andere ihre Zeit, wie groß ist deren Zeitbudget, welche Bereiche sind ihnen wichtig, wie lassen sich Bereiche verknüpfen?
(vgl. Studienbrief Psychologie des Gesundheitsverhaltens v5.0, 2011, S.229 f.)

2.4 Erfassung des Kosten-Nutzen Verhältnisses in Bezug auf die angestrebte Verhaltensänderung

Hierbei geht es einerseits darum, abzuwägen welche Hindernisse sich in den Weg stellen könnten und die Verhaltensänderung hemmen oder gar verhindern und andererseits darum, welche zu erwartenden Vorteile als Triebkraft fungieren können. Hierfür gibt es mehrere Methoden die zur Anwendung kommen können.

Zum Beispiel die Pro- und Contra-Abwägung mit Hilfe einer symbolischen Waage:

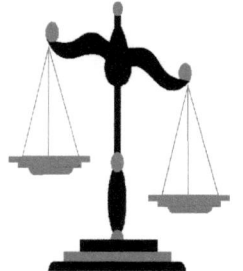

Vorteile und Nachteile werden direkt gegenüber gestellt, um zu sehen was überwiegt beziehungsweise was höher gewichtet wird. So wird zum Beispiel bei der Zielsetzung Gewicht zu verlieren der Punkt eingeschränkter Verzehr von Süßigkeiten weniger gewichtet als der Vorteil gesunkenen Krankheitsrisikos.

Abbildung 3: Pro- Contra Abwägung

Nachteile	Vorteile
Zeitaufwand	Verbessertes Körpergefühl
Finanzieller Aufwand	Gesenktes Krankheitsrisiko
Anstrengung	Soziale Kontakte

Tabelle 4: Vorteil – Nachteil Abwägung

Auch hier spielt wieder die Selbstwirksamkeitserwartung eine entscheidende Rolle, die es vom Berater zu stärken gilt, indem er die überwiegenden Vorteile klar von den Nachteilen abhebt.

Nur so ist eine ausreichende Motivation des Klienten gegeben die aufrecht erhalten werden muss um dauerhaft dem gesetzten Ziel näher kommen zu können.

Eine weitere Möglichkeit die Kosten-Nutzen Analyse durchzuführen besteht darin, eine Vierfelder Tafel zu verwenden. Dabei wird in kurzfristige und langfristige Folgen unterschieden, was einen entscheidenden Vorteil mit sich bringt im Vergleich zur Pro- Contra-Abwägung: Menschen benötigen einen zeitlich nahen Kausalitäts-Zusammenhang; das bedeutet, dass man sich weit in der Ferne liegende Ziele wie zum Beispiel die irgendwann erreichte bessere Figur noch nicht so exakt vorstellen kann als hingegen die sofort eintretenden positiven Effekte wie Wohlbefinden oder Zufriedenheit nach körperlicher Aktivität.

Folgen	Beibehaltung	Veränderung
Kurzfristig	Bequem	Aufwand
	Lustlosigkeit, Frustration	Kontaktgewinn
Langfristig	Schlechte Figur	Wohlbefinden, Akzeptanz
	Erkrankungen	gute Figur

Tabelle 5: Vierfelder Schema zum Thema Gewichtsreduktion

Anschließend sollte noch auf mögliche Barrieren eingegangen werden, die die jeweilige Umsetzung des geplanten Verhaltens behindern könnten und welche Möglichkeiten bestehen, diese aus dem Weg zu räumen.

Weiterhin ist darauf zu achten, ob die Aussagen in einem ausgeglichenen Verhältnis zueinander stehen und ob sie eher rational oder emotional geprägt sind. Tendiert der Klient dazu, Veränderungsansätze emotional zu unterlegen, so scheint dieser schon recht offen einer Veränderung gegenüber zu stehen.

In welchem Verhältnis stehen die Barrieren zu den Aspekten der Veränderung und der Beibehaltung, scheinen sie überwindbar?

Letztlich gilt es noch herauszufinden, welches die stärksten Punkte für Veränderung sind, an diesen festzuhalten, auszubauen und den Klienten in dieser Veränderung zu bekräftigen, denn er muss diese selber wollen. (vgl. Studienbrief Psychologie des Gesundheitsverhaltens v5.0, 2011, S.230 ff.)

2.5 Handlungswirksame Zielformulierung

Ein vage formuliertes Ziel bringt so viel wie ein Schuss auf ein Ziel mit geschlossenen Augen. Daher muss das Ziel des Klienten klar formuliert werden und vor allen Dingen von diesem selbst. Der Berater hat dabei, wie sein Name schon vermuten lässt, lediglich eine beratende Funktion.

Folglich muss das Ziel eindeutig formuliert sein, nicht zu hoch gesteckt sein und einer Auseinandersetzung unterzogen worden sein.

Hierbei bietet sich die sogenannte SMART-Formel an:

S → **spezifisch**, konkret, präzise, in der Gegenwart formuliert

M → **messbar**, berechenbar

A → **attraktiv**, „es muss sich lohnen" und vorstellbar sein

R → **realistisch**, erreichbar

T → **terminiert**

Weiterhin soll das Ziel als Hin-Zu-Ziel formuliert werden, damit der Fokus auf dem Positiven der Veränderung liegt. Ein Beispiel für das Thema Ernährungsumstellung und in Folge Gewichtsverlust wäre zum Beispiel:

Ab morgen, dem 17.2.2012, besuche ich wieder regelmäßig, das heißt zwei Mal in der Woche, den Fitnessclub für jeweils 1 Stunde. Ergänzend dazu esse ich ab morgen wöchentlich mindestens 4 Mal frisch zubereitetes Essen in kleineren Tellern. Dabei freue ich mich auf die gesteigerte Aktivität am Tage und die neuen Bekanntschaften im Fitnessclub. Gelingt es mir, dieses Programm mindestens 3 Monate lang durchzuhalten, so belohne ich mich mit einer Wellness Massage.

Aufgabe 3)

3.1 *Ausgangssituation des Klienten*

Die Person ist weiblich, 36 Jahre alt und übergewichtig.

Sie wiegt 90 kg bei einer Körpergröße von 1,70 m.

In ihrer Freizeit betreibt sie keinen Sport und isst selten frisch Gekochtes.

Ihren Haushalt führt sie zusammen mit ihrem Mann.

3.2 *Prozess der Verhaltensänderung im Rahmen einer Gewichtsreduktion nach dem Transtheoretischen Modell*

Das Transtheoretische Modell ist ein von PROCHASKA und DiCLEMENTE entwickeltes Modell, das den Verlauf einer gesundheitsrelevanten Verhaltensänderung beschreibt. Da eine Änderung des Verhaltens aber nicht von heute auf morgen stattfinden kann, handelt es sich dabei um einen dynamischen Prozess, der in fünf charakteristische Stufen untergliedert werden kann.

Bevor sich jedoch etwas am Verhalten der Person ändern wird, muss zu Beginn ein Einstellungswandel vollzogen werden.

Die erste Stufe des Modells ist die der Absichtslosigkeit.

Die Klientin hat zu diesem Zeitpunkt keinerlei Intention ihr Problemverhalten in den kommenden sechs und mehr Monaten zu verändern, denn sie sträubt sich gegen das bloße Realisieren der Lage und Erkennen des Problems und versucht ihr Verhalten zu rechtfertigen.

Es gibt vielfältige Gründe für das scheinbare Rechtfertigen eines schädigenden Verhaltens; Zum einen kann das das Fehlen von geeigneten Informationen bezüglich des Problemverhaltens und dessen Risiken sein, zum anderen können bereits in der Vergangenheit unternommene Versuche, das Verhalten zu ändern, gescheitert sein und dadurch einen gewissen Frust aufgebaut haben, der womöglich noch durch sozialen Druck verstärkt wird.

Diese Phase stellt die stabilste dar, weswegen es auch so schwer ist, diese zu überwinden. Die übergewichtige Person muss selber den ersten Anstoß erbringen, denn kein anderer kann für sie das Gewicht verlieren.

Diesbezüglich könnte man unterstützend wirken, indem man zum Beispiel Informationsmaterial leichter zugänglich macht, welches Folgen dieses Lebensstils behandelt, um das Problembewusstsein anzuregen.

Schafft die übergewichtige Person sich des Problems durch eine offene Auseinandersetzung mit diesem, bewusst zu werden, so entstehen in der Regel auch die ersten Veränderungsmotive, welche typisch für die zweite Stufe, die der Absichtsbildung, sind.

Es keimt somit eine Chance, das Verhalten innerhalb der sechs Monate zu verändern. Eine Strategie der übergewichtigen Person unterstützend zur Seite zu stehen, wäre es zum Beispiel, ihr noch einmal konkret die Risiken des aktuellen Verhaltens aufzuzeigen wie das Erkranken an Diabetes oder die schädigenden Belastungen auf die Gelenke. Ohnehin wird die Klientin damit beschäftigt sein, Vor- und Nachteile gegeneinander abzuwiegen, wobei anfangs wohl noch die Nachteile überwiegen werden. Hier kann man auch erneut helfend ansetzen und gezielt bildlich die Vorteile bestärken wie zum Beispiel durch Aufzeigen der alten Hosen, in die die Person einmal herein gepasst hatte.

Die dritte Stufe ist die der Vorbereitung.

Hierbei überwiegen nun deutlich die erkannten Vorteile einer Verhaltensänderung gegenüber den Nachteilen. Charakteristisch für Personen dieser Stufe ist eine feste Absicht in den folgenden 30 Tagen das Zielverhalten zu erreichen und derweilen bereits erste kleine Schritte den Weg dahin einläuten.

Nun geht es im Detail darum, wie genau und wann die Handlung angegangen wird. Der Fokus liegt auf der Lösung des Problems und somit in der Zukunft und nicht mehr auf der Vergangenheit die geprägt durch das Problem war.

Unterstützend kann hier der Berater tätig werden, indem geeignete Vorbereitungen getroffen werden, die die späteren Handlungen erleichtern.

Anführen ließe sich als Beispiel das gemeinsame Einkaufen von frischen Zutaten zum Kochen im Lebensmittel Geschäft. Parallel dazu eventuell ein Kochbuch mit neuen Anreizen oder das Reparieren des lange schon defekten Fahrrades, damit der Weg zur Arbeit mit diesem zurückgelegt werden kann. Die Klientin darf gerne auch ihre Freunde in ihr Vorhaben einweihen, um so Unterstützung und Ansporn für ihr Vorhaben zu erhalten.

Nun sollte die vierte Stufe erklommen werden, die der Handlung.

Engagement und Entschlossenheit sind die entscheidenden Voraussetzungen dafür, aktive Versuche zu unternehmen, um das eigene Verhalten zu ändern.

Selbstverständlich ist dabei der größte Aufwand zu vollbringen weshalb die Rückfallquote am größten ist. Um diese Quote zu senken, muss der Berater und das soziale Umfeld wie beispielsweise Familie und Freunde unterstützend und motivierend zur Seite stehen. Ebenfalls gilt es zu beachten, die Klientin nicht zu überfordern, denn dann besteht eine erhöhte Gefahr der Resignation. Daher müssen Teilziele gesteckt werden, die nicht zu hoch angesiedelt sind, aber auch nicht zu leicht zu erreichen sind und sich in den Alltag integrieren lassen. Ein solches Teilziel könnte zum Beispiel sein wieder die 1 Kilometer lange Strecke zur Freundin ohne große Erschöpfung laufen zu können.

Die letzte Stufe ist die der Aufrechterhaltung und Stabilisierung.

In dieser Stufe befindet sich die Person, wenn sie ihr Zielverhalten über den Zeitraum von mehr als sechs Monaten aufrecht erhalten hat.

Es handelt sich dabei um einen dynamischen Prozess, der meist kein direktes Ende hat, sondern sogar bis ans Lebensende aufrecht erhalten werden kann, wie zum Beispiel eine gesunde Ernährungsweise.

Das Management von kritischen Situationen in denen es vielleicht nicht so leicht fällt, das positive Verhalten aufrecht zu halten, ist ebenso wichtig wie der angemessene Umgang mit Erfolgen aber insbesondere auch der mit Misserfolgen.

Dabei sollte der Berater der Klientin verdeutlichen, dass es durchaus mal vorkommen kann, dass kleine Rückschläge auftreten können und man sich deshalb nicht gleich selber dafür verurteilen und aufgeben sollte. So kann es zum Beispiel einmal passieren, dass die Klientin doch ein wenig zu viel Eis am Vortag zu sich genommen hatte und daher heute nicht so fit ist. Als Kompensierungsmöglichkeit nimmt sie aber dafür das Rad zum Fitnessclub und hat wieder ein gutes Gefühl, welches durch Lob bestärkt werden kann. (vgl. Studienbrief Psychologie des Gesundheitsverhaltens v5.0, 2011, S.173 ff.)

Literaturverzeichnis

GROSSARTH-MATICEK, R.: Selbstregulation, Autonomie und Gesundheit: Krankheitsfaktoren und soziale Gesundheitsressourcen im sozio-psycho-biologischen System, Walter de Gruyter GmbH & Co. KG, Berlin, 2003, S. 130

PIETER, A.: Studienbrief Psychologie des Gesundheitsverhaltens v5.0, Saarbrücken, 2011

WELEDA: Was ist Selbstregulation, o.J., Online im Internet: http://www.weleda.-de/Arzneimittel/Therapie-Felder/Therapie-Felder/IntegrativeKrebstherapie/IntegrativesSelbstregulationsTraining/ [Stand: 15.02.2012]